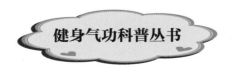

健身气功科普丛书

健身气功·易筋经七日练

国家体育总局健身气功管理中心 编

U0264853

人民体育出版社

编委会

主　　任：常建平（国家体育总局健身气功管理中心主任）

执行主任：黄凌海（国家体育总局健身气功管理中心党委书记）

副 主 任：吕实明（国家体育总局健身气功管理中心副主任）

编　　委：张　征（国家体育总局健身气功管理中心国内发展部主任）

　　　　　崔永胜（国家体育总局健身气功管理中心科研宣传部主任）

　　　　　王　涛（国家体育总局健身气功管理中心国内发展部副主任）

　　　　　石爱桥（武汉体育学院教授）

　　　　　虞定海（上海体育学院教授）

　　　　　涂人顺（中国中医研究院西苑医院主治医师）

　　　　　杨柏龙（北京体育大学教授）

本书参编人员：

　　　　　石爱桥　雷　斌　项汉平　贾海如　何　倩　郭淑君　蒋　莹　张欣欣

　　　　　李　晶　王　莹　万小妹　郭　强　张　超　范学峰

绘　　图：李丹丹

总　序

　　健身气功是术道并重，身心兼修的民族传统体育项目，经过千百年风雨传承而历久弥新，深受广大人民群众喜爱。随着四种健身气功的广泛普及，如何进一步帮助广大健身气功爱好者更好地学练四种健身气功，享受习练健身气功带来的健康快乐，促进健身气功的广泛普及，是关心和支持健身气功工作的人们都十分关注的问题。《健身气功七日练》就是为更好地满足不同层次爱好者健身需求，提高群众性健身气功习练水平，弘扬优秀传统文化而编辑的一套健身气功系列教学丛书。

　　本丛书采用卡通形式编写，按照课堂教学的形式安排课时，运用了教学训练原理，结合四种健身气功的功法特点，遵循学练者的学习习惯，将教学内容分解为七天进行，由浅入深，由易到难。具体到每天的课程安排中，既有动作要领教学，又有易犯错误、纠正方法和功效方面的说明，并且通过小贴示等趣味性提示，融入了健身养生小常识。全套丛书内容精简，层次分明，图文并茂，鲜活明快，集知识性、实用性和趣味性于一体，是一套适合健身气功辅助教学的应用丛书，也是初学入门者和提高技能者的良师益友。

　　本丛书与原有四种健身气功教材相衔接，又在这些年推广教学基础上，根据爱好者要求适当增加了调息、调心方面的新知识点。为便于学习掌握，每天的教学课程结束后，都有巩固预习的要求。

　　本丛书由四种健身气功原有主创人员编写，经多次修改，但某些章节仍难免存在浅尝辄止之嫌，不当之处，敬请广大健身气功爱好者批评指正。

二〇一四年四月十六日

前　言

　　现代人的生活节奏越来越快，竞争激烈的社会环境迫使人们不断提高自身要求，压力自然会慢慢压得人透不过气，时间太少、事情太多……普遍出现精神紧张、压力过大，甚至失眠、烦躁、抑郁等现象。如果在生理和心理上得不到很好的放松，让心灵回到平静的状态，就会导致一系列病变。

　　2002年，国家体育总局健身气功管理中心组织相关科研单位和部分高校，在继承传统的基础上，按照"取其精华，去其糟粕，为人民健康服务"的指示精神，严格遵循科学研究程序编创了《健身气功·易筋经》。经过多年试行和推广，以及全国及国际上的健身人群的喜爱和积极参与，其深邃的文化魅力和独特的强身健体效果已逐步显现出来。

　　《健身气功·易筋经七日练》一书，是为了满足广大人民群众日益增长的体育健身需求，打破了以往教科书呆板冗长的面貌，图文并茂，以活泼生动的版面呈现，简单易懂。每一部分设有教学大纲、知识小贴士以及课后小结，以便在七日之内迅速掌握功法的技术动作和原理。

习练"健身气功·易筋经"对人的肌肉系统、精神系统、内分泌系统、消化系统都非常有益。通过调身、调息、调心的锻炼，帮助舒展、放松肌肉，抻筋拔骨，使人的体形变得更为匀称、线条优美；同时还有安神的功效，不少人练后都会减少疲劳感，从而改善了自身从生理到心理的健康状况。

这套功法简单易学，不受场地、器材、季节的限制。无论是在自家客厅、办公室内，还是户外，也不管是在寒冷的冬季还是炎热的夏天，只要四肢能有舒展的空间，都可以随时随地进行练习。动作轻柔缓慢、简易舒适，适合各种人群，轻轻松松就能达到健身宁神的效果。

按照本教材的进度，每天半小时，坚持七天，你就能完整掌握健身气功·易筋经的习练方法。持之以恒地练习，你将终生受益。

目 录

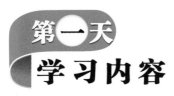

第一天 学习内容

易筋经功法源流
基本手型、步型

课的任务

···

本次课程介绍健身气功·易筋经的功法源流，丰富传统文化知识，在学习中培养兴趣；介绍此功法的基本步型、手型，使习练者掌握基本步型、手型。

功法源流

　　易筋经是我国古代流传下来的健身养生方法，其内涵十分丰富，融儒、释、道于一体，在我国传统功法和民族体育发展史上有较大的影响，千百年来深受广大群众的欢迎和喜爱。

　　易筋经源于我国古代导引术，历史悠久。据考证，导引是由原始社会的"巫舞"发展而来的，到春秋时期已为养生家所必习。《庄子·刻意篇》中记载"吹呴呼吸，吐故纳新，熊经鸟申（伸），为寿而已矣。此导引之士，养形之人，彭祖寿考者之所好也。"《汉书·艺文志》中也载有《黄帝杂子步引》《黄帝歧伯按摩》等，说明汉代各类导引术曾兴盛一时。湖南长沙马王堆汉墓出土的帛画《导引图》中有四十多幅各种姿势的导引动作，分解这些姿势可发现，今传易筋经的基本动作已可在《导引图》上找到原型。这些典籍都表明，易筋经源自中国传统文化。

　　易筋经为何人所创，历来众说纷纭。从现有文献看，大多认为易筋经、洗髓经和少林武术等为达摩所传。达摩原为南天竺国（南印度）人，公元526年来我国并最终到达嵩山少林寺，人称是我国禅宗初祖。据《指月录》记载："越九年，欲返天竺，命门人曰'时将至矣，汝等盍言所得乎？'有道副对曰'如我所见，不持文字，不离文字，而为道用。'祖曰'汝得吾皮。'尼总持曰'我今所解，如庆喜见阿閦佛国，一见更不再见。'祖曰'汝得吾肉。'道育曰'四大本空，五阴非有。而我见处，无一法可得。'祖曰'汝得吾骨。'最后，慧可礼拜。依位而立。祖曰'汝得吾髓。'"另外，六朝时流传的《汉武帝内传》等小说中也载有东方朔"三千年一伐毛，三千年一洗髓"等神话。这大概就是"易筋经""洗髓经"名称的由来。另有一说，易筋经为达摩所创，清代凌延堪在《校礼堂文集·与程丽仲书》中，认为《易筋经》是明代天台紫凝道人假托达摩之名所作。

　　在易筋经流传过程中，少林寺僧侣起到了重要作用。根据史料记载，达摩所传禅宗主要以河南嵩山少林寺为主。禅宗修持，多以静坐为主，坐久则容易气血淤滞，于是僧人们就以武术、导引术活动筋骨。六朝至隋唐年间，河南嵩山一带盛传武术和导引术，少林寺僧侣也借此来活动筋骨，习武健身，并在这个过程中不断对其进行修改、完善、补充，使之成为一种独特的习武健身方式。最终定名为"易筋经"，并在习武僧侣中秘传。

易筋经自古与洗髓经并传，有《伏气图说》《易筋经义》《少林拳术精义》等其他名称。考查有关书目，宋代托名"达摩"的著述非常多，当时张君房奉旨编辑《道藏》，另外还有《云笈七签》《太平御览》等书问世，从而使各种导引术流行于社会，而且在民间广为流传"通过修炼可以'易发''易血'"的说法。由此推测，少林寺僧侣改编易筋经不会晚于北宋。宋代以后的导引类典籍大多夹杂"禅定""金丹"等说法，而流传下来的少林寺《易筋经》并没有此类文句。明代周履清在《赤凤髓·食饮调护诀第十二》中记述："一年易气，二年易血，三年易脉，四年易肉，五年易髓，六年易筋，七年易骨，八年易发，九年易形，即三万六千真神皆在身中，化为仙童。"文中"易髓""易筋"应与易筋经有先后联系。另外，《易筋经》第一势图说即韦驮献杵。"韦驮"是佛教守护神，唐初才安于寺院之中。因此，易筋经本秦汉方仙道的导引术，被少林寺僧侣改编于唐宋年间，至明代开始流传于社会，应该没有疑义。

目前，发现流传至今最早的易筋经十二势版本，载于清代咸丰八年潘蔚辑录的《内功图说》中。总的来看，传统易筋经侧重于从宗教、中医、阴阳五行学说等视角对功理、功法进行阐述，并且形成了不同流派，收录于不同的著作中。

"健身气功·易筋经"继承了传统易筋经十二势的精要，融科学性与普及性于一体，其格调古朴，蕴涵新意。各势动作连贯成有机整体，动作注意伸筋拔骨、舒展连绵、刚柔相济，呼吸要求自然、动息相融，并以形导气、意随形走，易学易练，健身效果明显。

基本手型、步型

1. 基本手型

握固

大拇指抵掐无名指根节（中指侧），其余四指屈拢收于掌心。

荷叶掌

五指伸直，张开。

柳叶掌

五指伸直，并拢。

龙爪

五指伸直、分开，拇指、食指、无名指、小指内收。

虎爪

五指分开，虎口撑圆，第一、二指关节弯曲内扣。

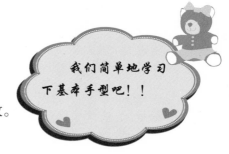

我们简单地学习下基本手型吧！！

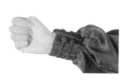

握固

龙爪

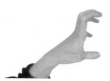

虎爪

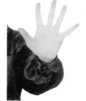

荷叶掌

柳叶掌

2. 基本步型

弓步

两腿前后分开一大步，横向之间保持一定宽度，前腿屈膝前弓，大腿斜向地面，膝与脚尖上下相对，脚尖微内扣；后腿自然伸直，脚跟蹬地，脚尖微内扣，全脚掌着地。

丁步

两脚左右分开，间距10~20厘米。两腿屈膝下蹲，前腿脚跟提起，脚尖着地，虚点地面，置于后脚足弓处；后腿全脚掌着地踏实。

马步

开步站立，两脚间距约为本人脚长的2~3倍，屈膝半蹲，大腿略高于水平。

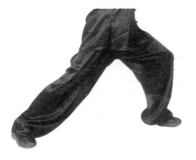 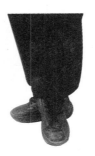 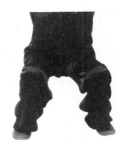

弓步　　　　　　　　　丁步　　　　　　　　　马步

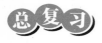

总复习

　　稍微休息片刻，跟着口令音乐，把今天所学的动作练习3～5遍，要熟练掌握哦！加油……

　　放松：节奏缓慢地轻轻拍打全身1～2分钟。

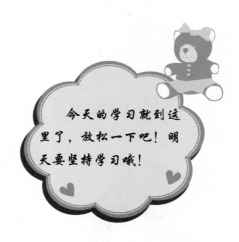

今天的学习就到这里了，放松一下吧！明天要坚持学习哦！

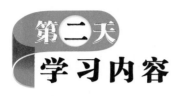

学习内容

预备势
第一式　韦驮献杵第一势
第二式　韦驮献杵第二势
第三式　韦驮献杵第三势

课的任务

· ·

　　复习基本手型、步型，以便能较快地掌握动作技术。
　　本次课程介绍健身气功·易筋经的第一、二、三式，使学练者基本掌握动作路线及动作要领，在授课过程中还将进行相关知识的讲解，增进学练者的传统文化修养，提高学习兴趣。

健身功效

· ·

　　韦驮献杵第一势，通过自然、平和的呼吸，配合两掌相合的动作，可起到气定神敛、均衡身体左右气机的作用，并可改善神经—体液调节功能，有助于血液循环，消除疲劳。
　　韦驮献杵第二势，通过伸展上肢和立掌外撑的动作导引，起到疏理三阴经的作用。
　　韦驮献杵第三势，通过上肢撑举和下肢提踵的动作导引，可调理上、中、下三焦之气，发动经络、脏腑气机，并可以改善肩关节活动功能及提高上下肢的肌肉力量，促进全身血液循环。
　　下面让我们开始学习吧……

预备势

动作路线

两脚并拢站立，两手自然垂于体侧；下颏微收，百会虚领，唇齿合拢，舌自然平贴于上腭；目视前方。

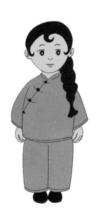

百会：在头部前顶后一寸五分，顶中央旋毛中。

简易取穴法：两耳尖连线与头部正中线之交点处。

动作要点

• 全身放松，身体中正，呼吸自然，目光内含，心平气和。

第一式　韦驮献杵第一势

步骤一　连续动作

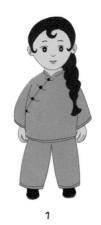

1

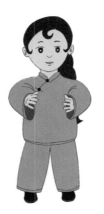

2

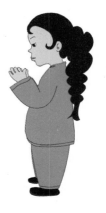

3

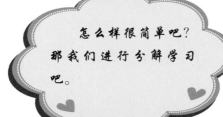

怎么样很简单吧？
那我们进行分解学习
吧。

步骤二 分解学习

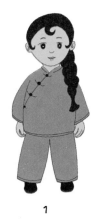

1

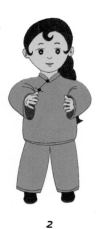

2

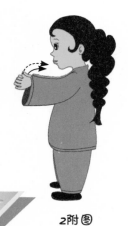

2附图

动作路线

1 左脚向左侧开步，约与肩同宽，两膝放松，成开立姿势；两手自然垂于体侧。

2 两臂自体侧向前抬至前平举，掌心相对，指尖向前。

动作路线

3 两臂屈肘回收，双掌合于胸前，掌根与膻中穴同高，指尖向斜前上方约30°，虚腋，目视前下方。

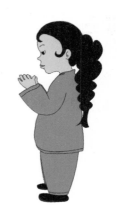

动作要点

• 松肩虚腋；两掌合于胸前，应稍停片刻，以达气定神敛之功效。

文献口诀

立身期正直　环拱平当胸
气定神皆敛　心澄貌亦恭

学会了吗？从动作1至动作3复习3次吧⋯⋯

膻中穴：在胸前两乳头连线间的中点，一般多平齐第五胸肋关节的高度。

步骤三 复习与提高

口令提示：预备势—开左步—两臂抬起—屈臂回收—两手于胸前合掌。

易犯错误

● 两掌合于胸前时，耸肩抬肘。

纠正方法

● 动作自然放松，注意调整幅度，应虚腋如夹鸡蛋。

> 学习了半天大家还不知道为什么叫"韦驮献杵"吧，接下来给你们介绍一下这名称的来历！

知识链接

关于"韦驮"的故事

韦驮，梵名SKANDA，巴利名KHANDA，又称韦将军、韦天将军，原来是婆罗门教的战神，有六头十二臂，手拿弓箭，骑孔雀。崇拜韦驮的信仰最初流行在南印度，5世纪后传到北印度，被大乘佛教吸引为伽蓝的守护神，是南方增长天八大将军之一，位居四天王下三十二将军之首。佛教说他生知聪慧，早离欲尘，立下宏愿，要终生护持佛法，后来皈依佛门，修清净梵行，成为护法天神。

韦驮菩萨的法器——降魔杵

我们所学的韦驮献杵第一、二、三势里"杵"就是韦驮菩萨的降魔杵，其摆拿法是有着特殊含义的。

降魔杵，即金刚降魔杵，又称羯磨。代表佛智、空性、真如、智慧等。

降魔杵扛在肩上，表示这个寺庙是大的寺庙，可以招待云游到此的和尚免费吃住三天。

降魔杵平端在手中，表示这个寺庙是中等规模寺庙，可以招待云游到此的和尚免费吃住一天。

降魔杵杵在地上，表示这个寺庙是小寺庙，不能招待云游到此的和尚免费吃住。

步骤四　我们不仅学习了技术动作，还了解了名称的来历，感觉还不错吧？技术动作都学会了吗？注意提到的易犯错误和纠正方法哟……再来3遍吧！

第二式 韦驮献杵第二势

步骤一 连续动作

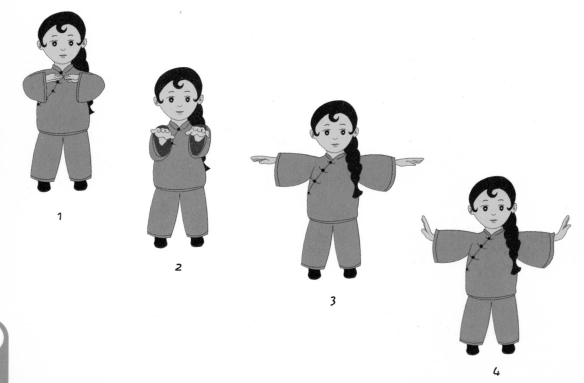

1

2

3

4

步骤二　分解学习

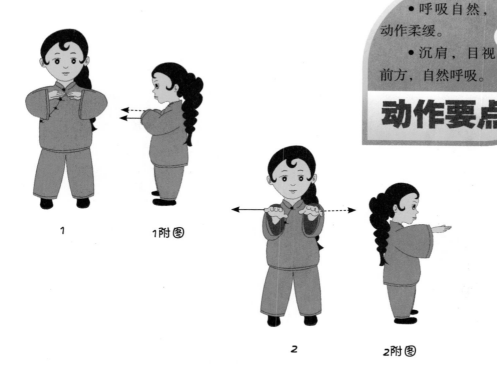

1

1附图

2

2附图

● 呼吸自然，动作柔缓。

● 沉肩，目视前方，自然呼吸。

动作要点

动作路线

1　接上式。两肘抬起，两掌伸平，手指相对，掌心向下，掌臂约与肩呈水平，沉肩。

2　两掌向前伸展，掌心向下，指尖向前，与肩同高。

15

3 两臂向两侧水平外展至侧平举，掌心向下，指尖向外。

4 五指自然并拢，坐腕立掌；目视前下方。

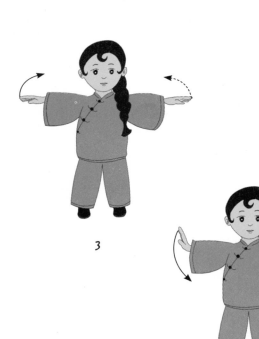

3

4

• 两掌外撑，力在掌根。
• 坐腕立掌时，脚趾抓地。
• 咬牙瞪目，臀部夹紧。
• 自然呼吸，气定神敛。

动作要点

文献口诀

足驻挂地

两手平开

心平气静

目瞪口呆

步骤三　复习与提高

口令提示：接上势—抬肘、两掌心向下—水平前伸—水平外展—坐腕立掌。

易犯错误

• 抬肘或两臂侧举时不呈水平状，耸肩。

纠正方法

• 两臂侧平举时自然伸直，与肩同高，自然沉肩。

步骤四　注意提到的易犯错误和纠正方法哟。我们把刚刚学习的第一、二式动作结合

动作要点连起来练习3次吧……熟练了吗？接下来要进行第三式的学习啦……

第三式　韦驮献杵第三势

步骤一　连续动作

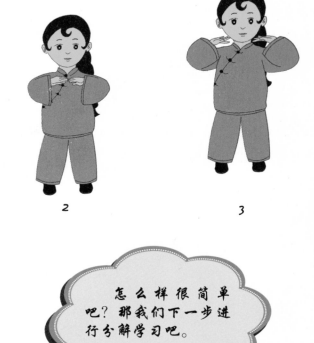

2

3

怎么样很简单吧？那我们下一步进行分解学习吧。

1

4

步骤二　分解学习

动作路线

1-2　接上式。松腕，同时两臂向前平举内收至胸前平屈，掌心向下，掌与胸相距约一拳；目视前下方。

3　两掌同时内旋，翻掌至耳垂下，掌心向上，虎口相对，两肘外展，约与肩平。

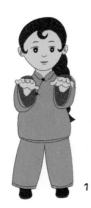

1

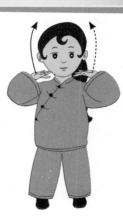

2

3

动作要点

● 动作连贯、匀称，呼吸自然、柔和、流畅，不喘不滞。

文献口诀

掌托天门目上观　足尖著地立身端

力周髋胁浑如植　咬紧牙关不放宽

舌可生津将腭抵　鼻能调息觉心安

两拳缓缓收回处　用力还将挟重看

19

动作路线

4　身体重心前移至脚掌支撑，提踵；同时，两掌上托至头顶，掌心向上，展肩伸肘；微收下颏，舌贴上腭，咬紧牙关；静立片刻。

动作要点

• 两掌上托时，前脚掌支撑，力达四肢，下沉上托，脊柱竖直，同时身体重心前移。

• 年老或体弱者可自行调整两脚提踵的高度。

• 上托时，意想通"天门"观注两掌，目视前下方，自然呼吸。

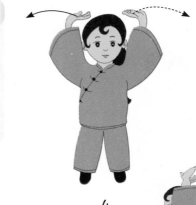

4

天门：即囟门，婴儿头顶骨未合缝的地方，在头顶的前部中央，也叫囟脑门儿。

4附图

步骤三　复习与提高

口令提示：接上势—松腕挑肘—两臂内收至胸前平屈—翻掌—上托。

易犯错误

- 两掌上托时，屈肘。
- 抬头，目视上方。

纠正方法

- 两掌上托时，伸肘，两臂夹耳。
- 上托时强调的是意注两掌，而不是目视两掌。

步骤四　注意提到的易犯错误和纠正方法哦。我们把刚刚学习的前三势动作结合动作要点连起来进行复习吧，练习5次。

步骤五 总复习

　　跟着口令音乐，把今天学的动作连接在一起，练习3～5遍，要熟练掌握哦！

　　稍微休息片刻，把第一天所学的内容连在一起，这样才能把握动作的连贯性！加油……

　　放松：节奏缓慢地轻轻拍打全身1～2分钟。

> 今天的学习就到这里了，放松一下吧！明天要坚持学习咯！

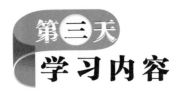

第三天 学习内容

复习前三式
第四式　摘星换斗势
第五式　倒拽九牛尾势

课的任务

· ·

复习前三式动作，以便能熟练掌握动作路线和动作要领。

本次课介绍健身气功·易筋经的摘星换斗势和倒拽九牛尾势，要求能基本掌握动作路线及其要领。

健身功效

· ·

摘星换斗势：练习时，通过抬头目视掌心，可以加强颈部的活动，有利于更加充分地伸缩颈部肌肉、肌腱等软组织，达到变易颈部筋骨的目的。而意识稍停驻于掌心与命门穴处，可以使意气相随、引气下行归藏于肾，不但调节人体气机升降平衡，还可以产生壮腰健肾，延缓衰老的功效。

倒拽九牛尾势：通过腰的扭动，带动肩胛活动，可刺激背部夹脊、肺俞、心俞等穴，达到疏通夹脊和调练心肺之作用。

我们开始吧……

第四式　摘星换斗势

步骤一　左摘星换斗势连续动作

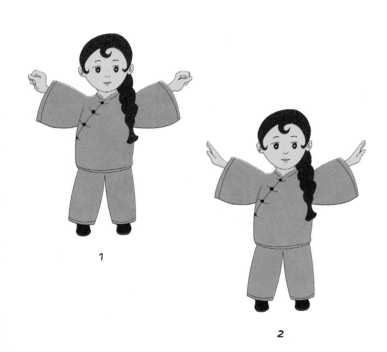

1

2

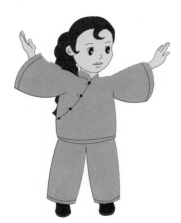

3

健身气功·易筋经七日练

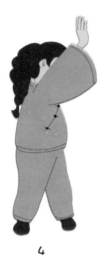

4

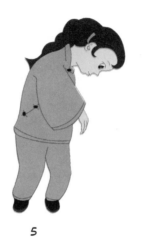

5

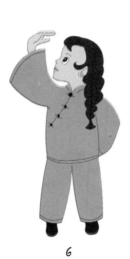

6

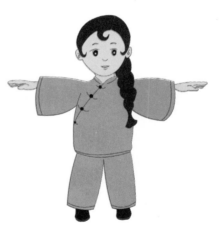

7

步骤二　分解教学

左摘星换斗势之"摘星"

动作路线

1　接上式。两脚跟缓缓落地；同时，两手握拳，拳心向外，两臂下落至侧上举，拳心斜向下，全身放松。

2　两拳缓缓伸开变掌，掌心斜向下，身体左转，微屈膝。

3–5　右臂经体前下摆至左髋关节外侧"摘星"，右掌自然张开；左臂经体侧下摆至体后，左手背轻贴命门；目视右掌。

"摘星"动作要点

• 转身以腰带肩。
• 左手背轻贴命门，意注命门。

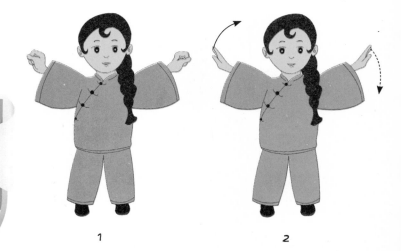

1　　　　　2

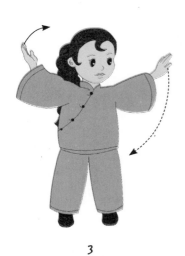

3

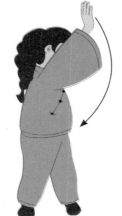

4

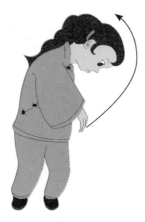

5

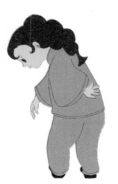

5附图

小贴士

　　膝关节和髋关节相对的固定朝前，不要随着身体扭动。

左摘星换斗势之"换斗"

动作路线

6 直膝，身体转正；同时，右手经体前向额上摆至头顶右上方，松腕，肘微屈，掌心向下，手指向左，中指尖垂线对准肩髃穴；左手背轻贴命门，意注命门；右臂上摆时眼随手走，定势后目视掌心。

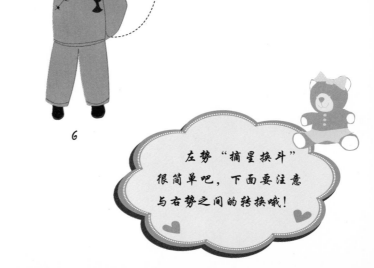

6

- 以肩带臂。
- 目视掌心、意注命门，自然呼吸。

"换斗"动作要点

左势"摘星换斗"很简单吧，下面要注意与右势之间的转换哦！

右摘星换斗势

动作转换

7 两臂向体侧自然伸展至侧平举。

右势动作与左势动作方向相反，但是动作规格和要求是一样的哦！

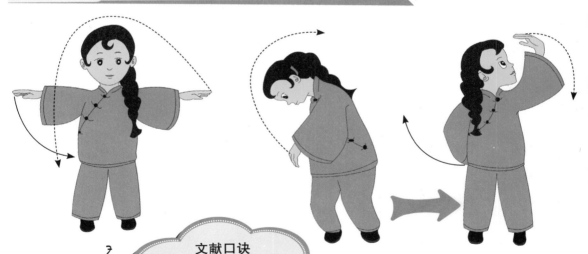

7

文献口诀

只手擎天掌覆头

更从掌内注双眸

鼻端吸气频调息

用力收回左右眸

步骤三　复习与提高

　　口令提示：接提踵上撑—握拳落脚—变掌两臂侧上举—身体左转"左摘星"—直膝"换斗"—两臂侧平举—右转"右摘星"—直膝"换斗"。

易犯错误
- 目上视时挺腹。
- 左右臂动作不协调，不到位。

纠正方法
- 目上视时，注意松腰、收腹。
- 自然放松，以腰带动。

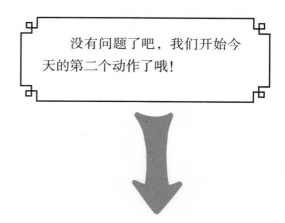

没有问题了吧，我们开始今天的第二个动作了哦！

步骤四　按照顺序再多复习几遍吧，注意动作的连贯性和协调性哦，眼随手走也很重要！掌握运动量！

第五式　倒拽九牛尾势

步骤一　右倒拽九牛尾势连续动作

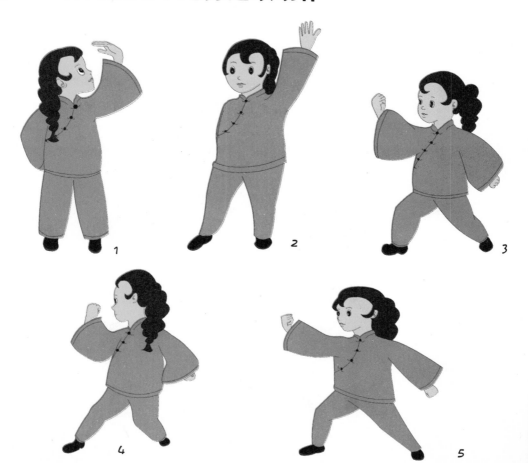

步骤二　分解教学

右倒拽九牛尾势

动作
路线

1　接右摘星换斗势动作4的定势动作。
2　重心左移，身体右转45°，同时以右脚掌为轴，脚跟内转约45°；左手随身体右转，由侧上举内收至前上举，指尖向上；目视前下方。

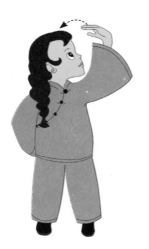

1

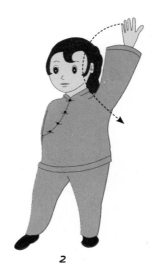

2

动作路线

3 重心前移至右脚，随之，左脚向左侧后方约45°撤步，成右侧弓步；同时，左臂内旋前摆下落成后下举，掌心向上，指尖朝后，右臂外旋自然下落，经体侧上托至前上举，掌心向上，随之，两手由小指到拇指依次握拳，拳心向上；目视右拳。

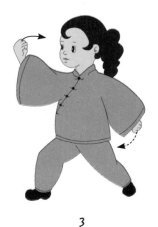

3

注意动作3后手的高度，后脚脚尖要微内扣。

动作路线

4 身体重心后移，左膝微屈，躯干右转，以腰带肩，以肩带臂；同时右臂外旋，左臂内旋，两臂屈肘内拽；目视右拳。

动作要点

- 以腰带肩，以肩带臂，力贯双膀。
- 腹部放松，目视拳心。
- 后退步时，注意掌握重心，身体平稳。

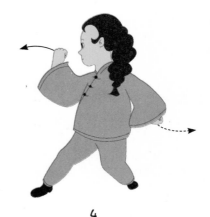

4

小贴士

要注意含胸、松腰，前手上臂和前臂之间的角度约90°，后拳背离命门的距离约一拳。

动作路线

5 身体重心前移，屈膝成弓步；以腰带肩，以肩带臂，两臂放松前后自然伸展，右臂内旋，右拳拳眼向上，左臂外旋，左拳拳轮向上；目视右拳。

重复4～5动3遍。

动作要点

• 前后拉伸，松紧适宜，并与腰的旋转紧密配合。

• 注意膝盖的垂直线不要超过脚尖，保护膝盖的稳定性。

• 慢慢体会重心后移时，配合拧腰，以腰带肩，以肩带臂的整体力度吧。

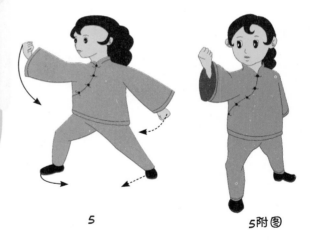

5

5附图

下面我们开始左势的学习了，要特别留心的是中间的转换动作哦！

动作路线

6 右脚尖内扣后，身体重心前移至右脚，左脚收回，脚尖朝左斜前方；同时，两臂自然垂于体侧；目视前下方。

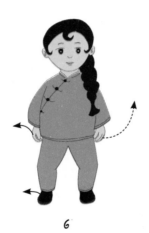

6

文献口诀

两髋后伸前屈

小腹运气空松

用力在于两膀

观拳须注双瞳

左倒拽九牛尾势

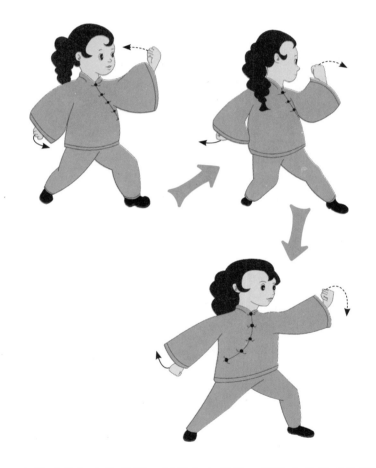

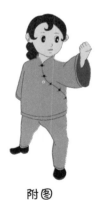

附图

　　左势动作与右势相同，只是方向相反。请按之前的动作要
求和细节来练习。也要做3遍哦！

步骤三　复习与提高

　　口令提示：接上式—重心右移—成右弓步—握拳—后坐拧腰—前移两臂打开—重心前移—转换重心—成左弓步—后坐拧腰—前移两臂打开。

易犯错误

● 两臂屈拽用力僵硬。两臂旋拧不够。

纠正方法

● 两臂放松，动作自然。旋拧两臂时，注意拳心向外。

步骤四　把动作连贯起来，多练习几遍吧！注意动作中间的转换哦！

步骤五　总复习

　　跟着口令音乐，把今天学的动作连接在一起，练习3~5遍，要熟练掌握哦！

　　稍微休息片刻，把今天和前两天所学的内容连在一起，这样才能把握动作的连贯性！加油……

　　放松：节奏缓慢地轻轻拍打全身1~2分钟。

　　课后作业：复习第一式至第五式。

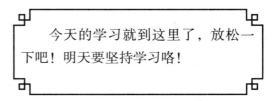

　　今天的学习就到这里了，放松一下吧！明天要坚持学习咯！

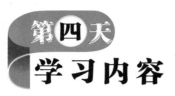

第四天
学习内容

复习韦驮献杵第一势至倒拽九牛尾势
第六式　出爪亮翅势
第七式　九鬼拔马刀势

课的任务

　　复习韦驮献杵第一势至倒拽九牛尾势，熟练掌握动作路线和动作要领。

　　本次课介绍健身气功·易筋经的出爪亮翅势和九鬼拔马刀势，要求能基本掌握动作路线及其要领。

健身功效

　　出爪亮翅势：中医认为，"肺主气，司呼吸"。通过伸臂推掌、屈臂收掌、展肩扩胸的动作导引，可反复启闭云门、中府等穴，促进自然之清气与人体之真气在胸中交汇融合，达到改善呼吸功能及全身气血运行的作用；可提高胸背部及上肢肌肉力量。

　　九鬼拔马刀势：通过身体的扭曲、伸展等运动，使全身真气开、合、启、闭，脾胃得到摩动，肾得以强健；并具有疏通玉枕关、夹脊关等要穴的作用。由于中医认为耳尖是人的肺之苗，用手指按压，也可以起到对肺部的保健作用。

　　我们开始吧！

第六式 出爪亮翅势

步骤一 连续动作

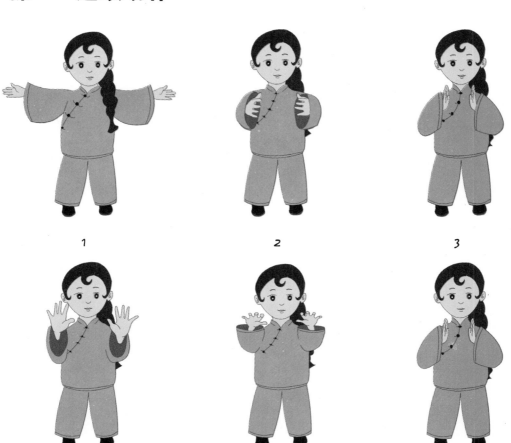

1

2

3

4

5

6

步骤二　分解学习

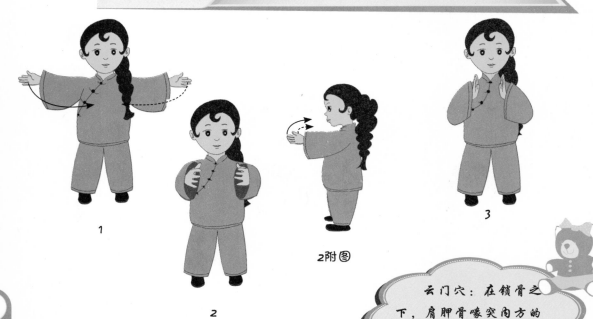

动作路线

1　接上式。身体重心移至左脚，右脚收回，成开立姿势；同时，右臂外旋，左臂内旋，摆至侧平举，两掌心向前。

2　两臂前摆至体前平举。

3　随之两臂内收，两掌变柳叶掌立于云门穴前，掌心相对，指尖向上；目视前下方。

1

2

2附图

3

云门穴：在锁骨之下，肩胛骨喙突内方的凹陷处。

健身气功·易筋经七日练

42

动作路线

4 展肩扩胸，然后松肩，两臂缓缓前伸，并逐渐转掌心向前，成荷叶掌，指尖向上；瞪目。

5 松腕，屈肘，收臂。

6 立柳叶掌于云门穴，掌心相对，指尖向上；目视前下方。

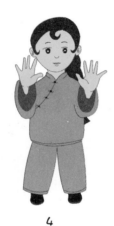

4

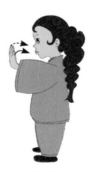

4附图

动作要点

• 出掌时身体正直，瞪眼怒目；两掌运用内劲前伸，先轻如推窗，后重如排山；收掌时如海水还潮。

43

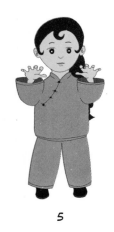

5

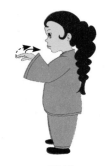

5附图

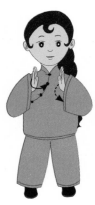

6

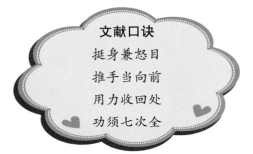

文献口诀

挺身兼怒目

推手当向前

用力收回处

功须七次全

步骤三　复习与提高

口令提示：两手回收立于胸前—展肩扩胸—轻推—重推，成荷叶掌—缓缓回收。

易犯错误

● 扩胸展肩不充分。两掌前推时，不用内劲，而是用力。呼吸不自然，强呼强吸。

纠正方法

● 出掌前，肩胛内收。按照推呼收吸的规律练习。

步骤四　熟练了吗？注意提到的易犯错误和纠正方法哟……再来3遍，我们就要进行第七式的学习咯！

第七式　九鬼拔马刀势

步骤一　右九鬼拔马刀势连续动作

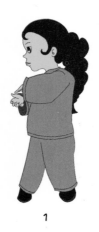

1

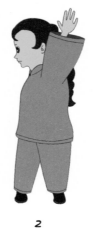

2

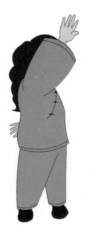

3

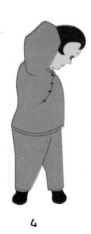

4

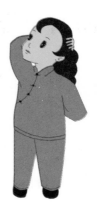

5

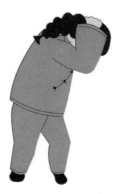

6

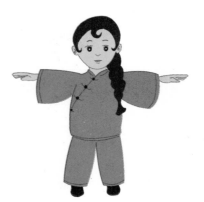

7

步骤二 分解学习

右九鬼拔马刀势

动作路线

1 接上式。躯干右转；同时右手外旋，转掌心向上，左手内旋，转掌心向下。

2 随后右手由胸前内收经腋下后伸，掌心向外，同时左手由胸前伸至前上举，掌心向外。

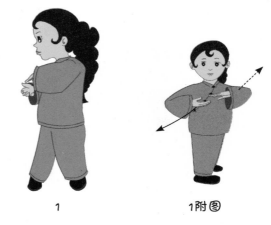

1

1附图

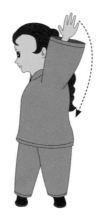

2

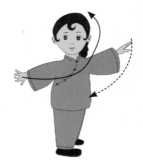

2附图

3-4　躯干稍左转；同时右手由后经体侧向前上摆至头前上方后屈肘，由后向左绕头半周，掌心掩耳；左手经体左侧下摆至左后，屈肘，手背贴于脊柱，掌心向后，指尖向上；头右转，右手中指按压耳廓，手掌扶按玉枕穴；目随右手动，定势后视左后方。

玉枕穴：在头后部，当脑户穴（枕外隆凸上缘）的外侧一寸五分处。

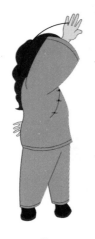

3

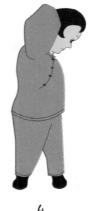

4

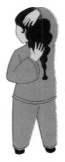

4附图

动作路线

5 身体右转，展臂扩胸；目视右上方，动作稍停。

6 屈膝，同时上体左转，右臂内收，含胸；左手沿脊柱尽量上推；目视右脚跟，动作稍停。重复5～6动3遍。

7 直膝，身体转正，右手向上经头顶上方向下至侧平举，同时左手由后背经体侧向上至侧平举，两手掌心向下；目视前下方。

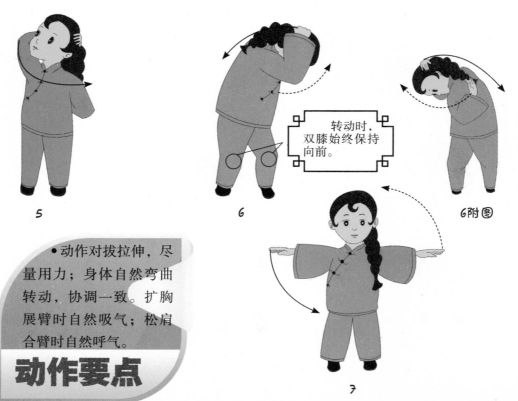

转动时，双膝始终保持向前。

5

6

6附图

7

●动作对拔拉伸，尽量用力；身体自然弯曲转动，协调一致。扩胸展臂时自然吸气；松肩合臂时自然呼气。

动作要点

左九鬼拔马刀势

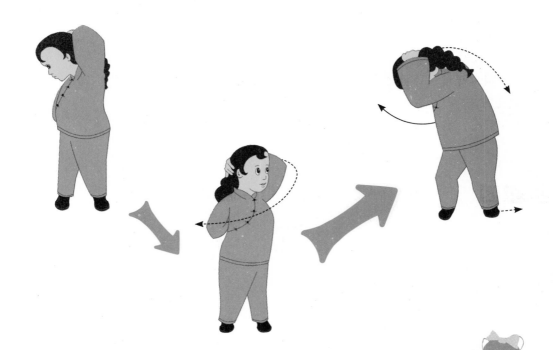

左九鬼拔马刀势与右九鬼拔马刀势动作、次数相同，只是方向相反哦。多复习几次吧！加油！

步骤三　复习与提高

口令提示：右式—躯干右转—两手伸展，左转—摩耳—展肩转正—左转回收。
左式方向相反哦！
易犯错误
- 屈膝合臂时，身后之臂放松。屈膝下蹲时，重心移至一侧。头部左右转动幅度过大。

纠正方法
- 合臂时，身后之臂主动上推。重心稳定，上下起伏，动作放松，切忌着意转动头部。

步骤四　熟练了吗？注意提到的易犯错误和纠正方法哟……再来5遍。

步骤五　总复习

　　稍微休息片刻，跟着口令音乐，把今天和前三天所学的动作连接在一起，练习3~5遍，要熟练掌握哦！这样才能把握动作的连贯性！加油……

　　放松：节奏缓慢地轻轻拍打全身1~2分钟。

　　今天的学习就到这里了，放松一下吧！明天要坚持学习咯！

第五天
学习内容

复习韦驮献杵第一势至九鬼拔马刀势
第八式　三盘落地势
第九式　青龙探爪势

课的任务

- -

复习韦驮献杵第一势至九鬼拔马刀势，以便能熟练掌握动作路线和动作要领。

本次课将介绍健身气功·易筋经的三盘落地势和青龙探爪势，要求学练者能够基本掌握动作路线及其要领。

健身功效

- -

三盘落地势：通过下肢的屈伸活动，配合口吐"嗨"音，使体内真气在胸腹间相应地降升，达到心肾相交、水火既济。可增强腰腹及下肢力量，起到壮丹田之气、强腰固肾的作用。

青龙探爪势：中医认为"两胁属肝""肝藏血，肾藏精"，二者同源。通过转身、左右探爪及身体前屈，可使两胁交替松紧开合，达到疏肝理气、调畅情志的功效。可改善腰部及下肢肌肉的活动功能。

第八式　三盘落地势

步骤一　连续动作

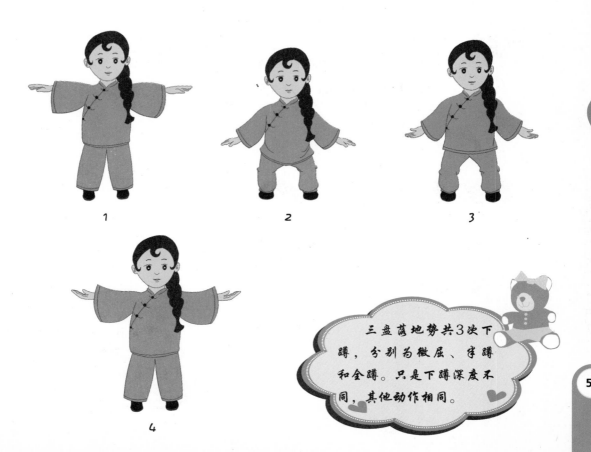

1

2

3

4

三盘落地势共3次下蹲，分别为微屈、字蹲和全蹲。只是下蹲深度不同，其他动作相同。

步骤二　分解学习

动作路线

　　1　左脚向左开步，两脚间距略宽于肩，脚尖向前；目视前下方。

　　2　屈膝下蹲；同时，沉肩坠肘，两掌逐渐用力下按至约与环跳穴同高，两肘微屈，掌心向下，指尖向外；目视前下方。同时口吐"嗨"音，音吐尽时，舌尖向前轻抵上下牙之间，终止吐音。

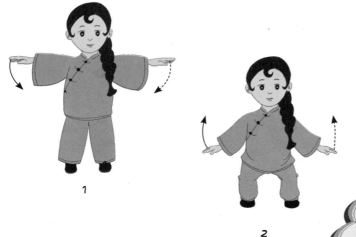

1

2

百会穴主治：头痛、眩晕、中风失语、失眠、健忘、脱肛、久泻。

百会穴简易取穴法：两耳尖连线的中点。

动作路线

3 翻掌心向上，肘微屈。

4 两掌上托至侧平举；同时，缓缓起身直立；目视前方。

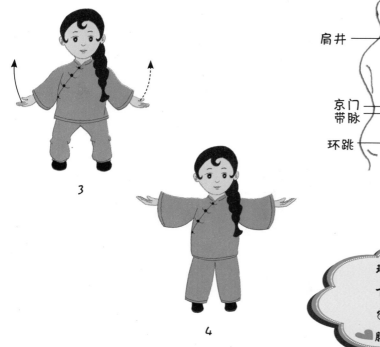

3

4

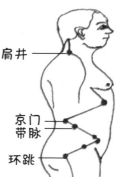

肩井

京门
带脉

环跳

环跳穴主治：
下肢痿痹，
半身不遂，
腰腿痛。

57

重复2～4动3遍。第一遍微蹲；
第二遍半蹲；第三遍全蹲。

发"嗨"音时请注意：起吸落呼。
下蹲时配合发微声"嗨"音，在音吐尽
时，舌尖向前轻抵上下牙之间，口唇
轻闭。上升时，则缓缓以鼻吸气。口吐
"嗨"音时，口微张，上唇着力压龈交
穴，下唇松，不着力于承浆穴，音从喉
部发出。

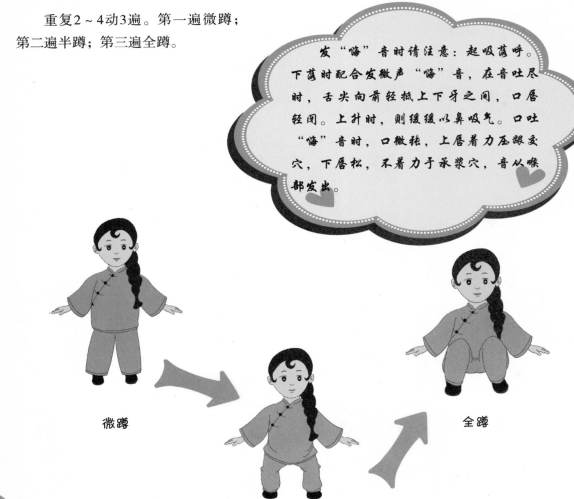

微蹲

半蹲

全蹲

• 沉肩坠肘，百会上领，左脚向左侧开步；两脚的距离，高大的人可以稍宽些，矮小的人则可以稍小些，以不大不小、两腿不觉别扭为原则。

• 下蹲时，松腰、裹臀，两掌如负重物；起身时，两手如托千斤重物。

• 下蹲依次加大幅度。年老和体弱者下蹲深度可灵活掌握，年轻体健者可半蹲或全蹲。

• 下蹲与起身时，上体始终保持正直，不应前俯或后仰。

动作要点

文献口诀

上腭坚撑舌，张眸意注牙。
足开蹲似踞，手按猛如拿。
两掌翻齐起，千斤重有加。
瞪睛兼闭口，起立足无斜。

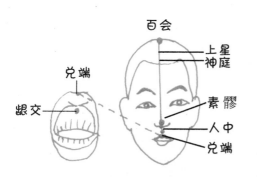

龈交穴：在上唇内，唇系带与上齿龈的交界处。

步骤三　复习与提高

口令提示：侧开左步—两臂下按，同时两腿微蹲（口吐"嗨"音）—翻掌上托—起身—挑肘翻掌心向下—下按，同时两腿半蹲（"嗨"）—翻掌上托—起身—挑肘翻掌心向下—下按，两腿全蹲（"嗨"）—翻掌上托—起身。

易犯错误

● 下蹲时，直臂下按。

纠正方法

● 下蹲按掌，要求屈肘，两手水平下按。

步骤四　熟练了吗？注意提到的易犯错误和纠正方法哟。再来5遍，我们要继续学

习第九式咯……

第九式　青龙探爪势

步骤一　左青龙探爪势连续动作

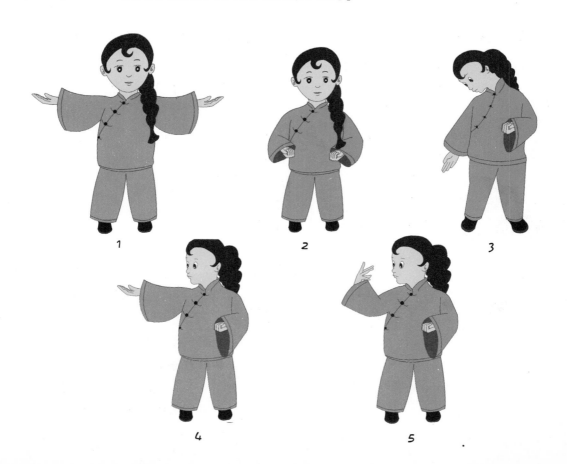

1

2

3

4

5

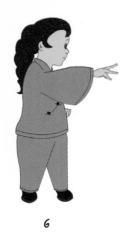

6

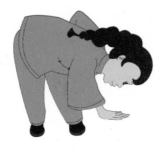

7

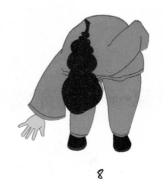

8

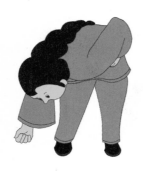

9

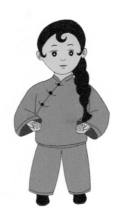

10

右青龙探爪势与左青龙探爪势动作相同，只是方向相反。动作不难吧？接下来，我们进行分解学习！

步骤二　分解学习

左青龙探爪势

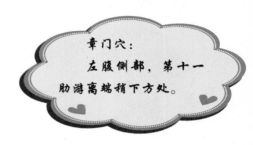

章门穴：
左腹侧部，第十一肋游离端稍下方处。

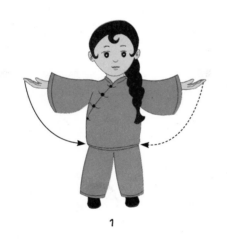

1

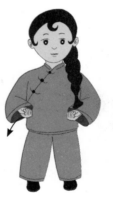

2

动作路线

1-2　两脚与肩同宽，两手握固，两臂屈肘内收至腰间，拳心朝上，拳轮贴于章门穴。

3-4　左手依然在左侧腰间握固，目视右下方；右拳变掌，右臂伸直，向上缓缓抬起，掌心向上，略低于肩；目随手走。

5-6　左手置于左腰间握固不动；右手成"龙爪"经下颏向身体左侧水平伸出，目随手动；躯干随之向左转约90°；目视右掌所指方向。

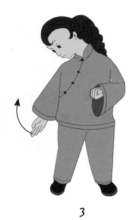

3

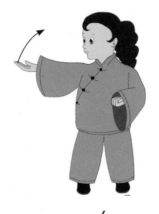

4

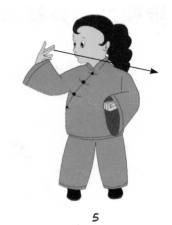

5

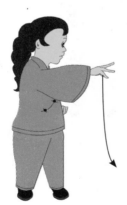

6

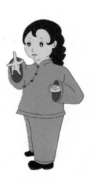

6附图

7　左手位置不动；"右爪"变掌，内收至左肩前，随之身体左前屈，右掌掌心向下按至左脚外侧；目视左下方。

8-9　躯干由左前屈转至右前屈，并带动右手经左膝或左脚前划弧至右膝或右脚外侧，手臂外旋，掌心向前，握固；目随手动视右下方。

10　上体抬起，直立；右拳随上体抬起收于章门穴，拳心向上；目视前下方。

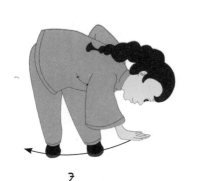

7

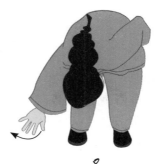

8

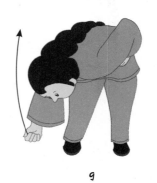

9

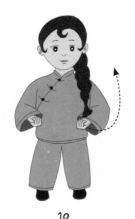

10

● 伸臂探"爪"，下按划弧，力注肩背，动作自然、协调，一气呵成。目随"爪"走，意存"爪"心。年老和体弱者前俯下按或划弧时，可根据自身状况调整幅度。

动作要点

右青龙探爪势

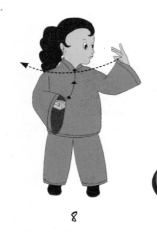

8

右青龙探爪势与
左青龙探爪势动作相
同，只是方向相反。

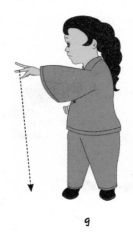

9

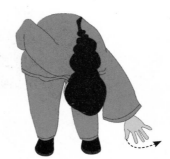

10

11

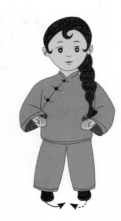

12

步骤三　复习与提高

口令提示：左脚收回与肩同宽—两手于腰间握固—右手变掌—眼随手走—右手上托至侧平举—向左探爪—俯身下按—右手于右脚踝外侧再次握固—上体抬起直立（左侧口令将"左、右"互换即可）。

易犯错误

• 身体前俯时，动作过大，重心不稳，双膝弯曲。

纠正方法

• 前俯动作幅度适宜，直膝。

易犯错误

• 做"龙爪"时，五指弯曲。

纠正方法

• 五指伸直分开，拇指、食指、无名指、小指内收，力在"爪"心。

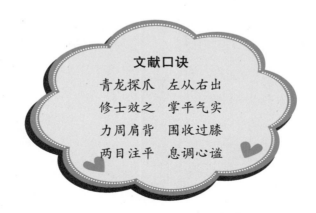

文献口诀

青龙探爪　左从右出
修士效之　掌平气实
力周肩背　围收过膝
两目注平　息调心谧

步骤四 建议运动量：健身气功·易筋经动作比较复杂，难度较大，对习练者的要求也比较高。所以至少练习3～5遍为宜。

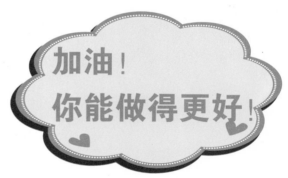

步骤五　总复习

　　稍微休息片刻，跟着口令音乐，把今天和前四天所学的动作连接在一起，练习3～5遍，要熟练掌握哦！这样才能把握动作的连贯性。
　　放松：节奏缓慢地轻轻拍打全身1～2分钟。

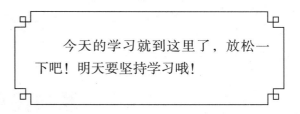

今天的学习就到这里了，放松一下吧！明天要坚持学习哦！

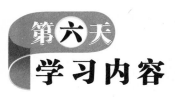

学习内容

复习韦驮献杵第一势至青龙探爪势
第十式　卧虎扑食势
第十一式　打躬势

课的任务

●●

复习韦驮献杵第一势至青龙探爪势，以便能熟练掌握动作路线和动作要领。
学习健身气功·易筋经的卧虎扑食势和打躬势。

健身功效

●●

卧虎扑食势：任脉为阴脉之海，统领全身阴经之气，通过虎扑动作的后仰，使胸腹伸展，可以疏导、调养任脉，同时，调和手足三阴之气，强健腰腿。

打躬势：通过体前屈，可使任、督二脉及全身气脉在此前各势动作锻炼的基础上得以调和，练功后全身舒适、轻松。可强化腰背肌肉力量的锻炼，有助于改善脊柱各关节和肌肉的活动功能。中医认为"督脉为阳脉之海"，总督一身阳经之气。通过头、颈、胸、腰、骶椎逐节牵引屈、伸，背部的督脉得到充分锻炼，可使全身经气发动，阳气充足，身体强健。可改善腰背及下肢的活动功能，强健腰腿。

第十式　卧虎扑食势

步骤一　左卧虎扑食势连续动作

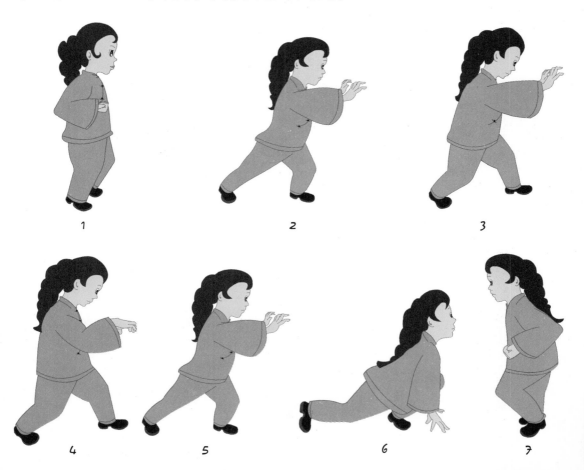

1

2

3

4

5

6

7

步骤二　分解学习

左卧虎扑食势

动作路线

　　1　右脚尖内扣约45°，左脚收至右脚内侧成丁步；同时，身体左转约90°；两手握固于腰间章门穴不变；目随转体视左前方。

　　2　左脚向前迈一大步成左弓步；同时，两拳提至肩部云门穴，并内旋变"虎爪"，向前扑按，如虎扑食肘稍屈；目视前方。

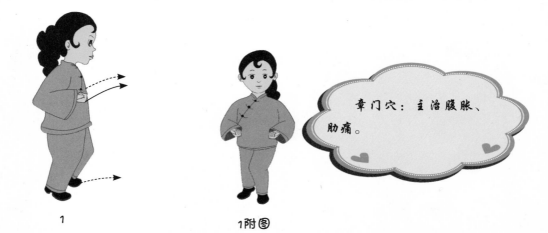

1

1附图

章门穴：主治腹胀、肋痛。

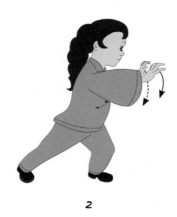

2

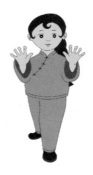

2附图

- 身正颈直，坐髋松腰，握固于腰间章门穴。
- 左腿向左前方跨进一步，同时胸、腰、臀顺势前倾，坐腕，力达虎爪。

动作要点

3-5　躯干由腰到胸逐节屈伸，重心随之前后适度移动；同时，两手随躯干屈伸向下、向后、向上、向前绕环一周。

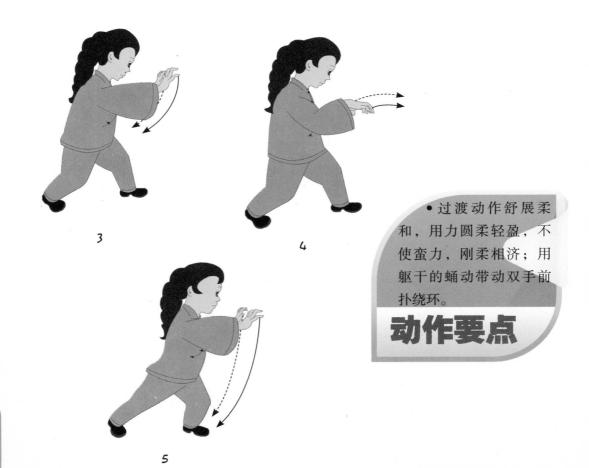

3

4

5

• 过渡动作舒展柔和，用力圆柔轻盈，不使蛮力，刚柔相济；用躯干的蠕动带动双手前扑绕环。

动作要点

6　上体下俯，两"爪"下按，十指着地；后腿屈膝，脚趾着地，前脚跟稍抬起；顺势塌腰、挺胸、抬头、瞪目；动作稍停，目视前上方。

7　起身，双手握固收于腰间章门穴；身体重心后移，左脚尖内扣约135°，身体重心左移；同时，身体右转180°，右脚收至左脚内侧成丁步。

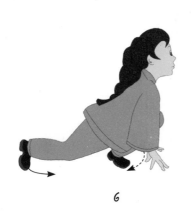

6

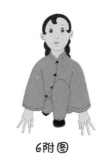

6附图

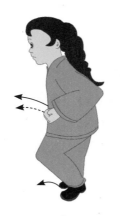

7

● 俯身下按，脊柱放松，两"爪"支撑与前脚脚趾平齐。
● 匀速缓慢，使腰背部成反弓形，前脚脚跟微微离开地面，后脚跟抬起，竖直向上，两手支撑，重心前移。

动作要点

右卧虎扑食势

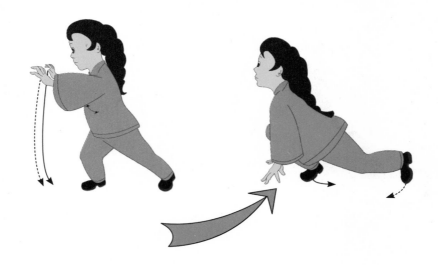

这一式（左势）所有动作学习完毕，左右动作相同，方向相反。掌握要领还需反复练习呦！

步骤三　复习与提高

口令提示：握固—前仆—蛹动—俯身—反弓。

易犯错误

- 俯身时耸肩，含胸，头晃动。
- 做虎爪时，五指未屈或过屈。

纠正方法

- 躯干直立，目视前上方。
- 五指末端弯曲，力在指尖。

步骤四　专家建议

每次的练习次数，习练者要根据自身的身体状态自行调整，一般人经过3～5遍都可以掌握。

文献口诀

两足分蹲身似倾　屈伸左右髋相更
昂头胸做探前势　偃背腰还似砥平
鼻息调元均出入　指尖著地赖支撑
降龙伏虎神仙事　学得真形也卫生

第十一势　打躬势

步骤一　连续动作

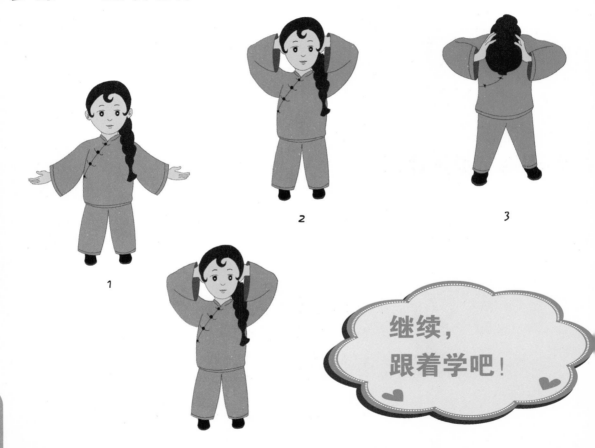

1

2

3

4

继续，
跟着学吧！

步骤二　分解学习

动作路线

1　接上式。起身，身体重心后移；随之身体转正，右脚尖内扣，脚尖向前，左脚收回，成开立姿势；同时，两手随身体左转放松，外旋，掌心向前。

2　当手臂外展至侧平举后，两臂屈肘，两掌掩耳，十指扶按枕部，指尖相对，以两手食指弹拨中指击打枕部7次（即鸣天鼓）；目视前下方。

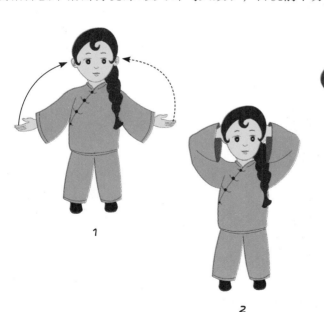

1

2

鸣天鼓：有醒脑、聪耳、消除大脑疲劳之功效。

● 起身时，松肩竖颈，挺胸立腰，坐胯展膝，两脚尖向前，腕关节与手臂成一条线。

动作要点

动作路线

3 两手掩耳，身体前俯由头经颈椎、胸椎、腰椎、骶椎，由上向下逐节缓缓牵引前屈，两腿伸直；目视脚尖，停留片刻。

4 躯干由骶椎至腰椎、胸椎、颈椎、头，由下向上依次缓缓逐节伸直后成直立；同时两掌掩耳，十指扶按枕部，指尖相对；目视前下方。

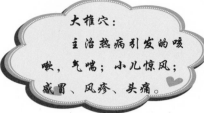

大椎穴：
主治热病引发的咳嗽、气喘；小儿惊风；感冒、风疹、头痛。

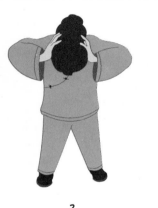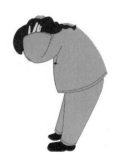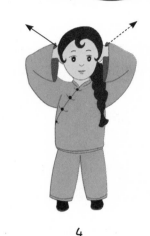

3　　　　3附图　　　　4

风池穴：
主治头痛、眩晕、失眠；鼻塞、耳鸣、咽喉肿痛；感冒、颈项痛。

- 体前屈时，直膝，两肘外展；脊柱自颈向前拔伸卷曲如钩；后展时，从尾椎向上逐节伸展。
- 年老体弱者，可根据自身状况调整前屈幅度。

动作要点

重复3~4动3遍，逐渐加大身体前屈幅度，并稍停。第一遍前屈小于90°，第二遍前屈约90°，第三遍前屈大于90°。年老体弱者可分别前屈约30°，约45°，约90°。

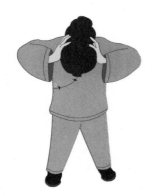

前屈小于90°

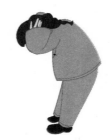

附图

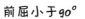

文献口诀

两手齐持脑　垂腰至膝间
头惟探胯下　口更啮牙关
舌尖还抵腭　力在肘双弯
掩耳聪教塞　调元气自闲

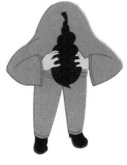

前屈约90°

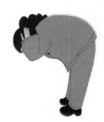

附图

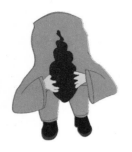

前屈大于90°

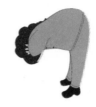

附图

肾俞：主治遗精、阳痿、月经不调、遗尿；耳鸣、气喘。

腰部穴位有：肾俞、气海、大肠、关元俞。

步骤三　复习与提高

口令提示：鸣天鼓（3次）—颈椎—胸椎—腰椎—骶椎—起身—颈椎—胸椎—腰椎—骶椎—起身—颈椎—胸椎—腰椎—骶椎—起身。

易犯错误

• 体前屈和起身时，两腿弯曲，动作过快。

纠正方法

• 体松心静，身体缓行，两腿伸直。

心俞：主治心痛、心烦、失眠盗汗。

肺俞：主治咳嗽、气喘、皮肤瘙痒。

肝俞：主治目视不明，夜盲、眩晕。

胆俞：主治口苦、呕吐、食不化。

脾俞：主治腹胀、痢疾、背痛、便血。

胃俞：主治胃脘痛、腹胀、肠鸣、胸闷。

三焦俞：主治水肿、小便不利、痢疾等。

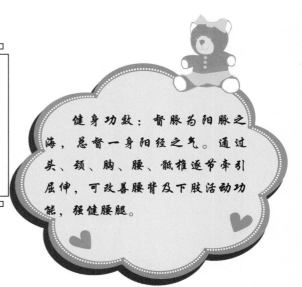

健身功效：督脉为阳脉之海，总督一身阳经之气。通过头、颈、胸、腰、骶椎逐节牵引屈伸，可改善腰背及下肢活动功能，强健腰腿。

步骤四　专家建议

每次的练习次数，习练者要根据自身的身体状态自行调整，一般人经过3～5遍都可以掌握。

步骤五　总复习

　　稍微休息片刻，　跟着口令音乐，把今天和前五天所学的动作连接在一起，练习3 ~ 5遍，要熟练掌握哦！这样才能把握动作的连贯性！加油······

　　放松：节奏缓慢地轻轻拍打全身1 ~ 2分钟。

今天的学习就到这里了，放松一下吧！明天要坚持学习哦！

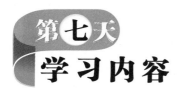

学习内容

复习韦驮献杵第一势至打躬势
第十二式　掉尾势
收势

课的任务

● ●

复习韦驮献杵第一势至打躬势，以便能熟练掌握动作路线和动作要领。

学习健身气功·易筋经的掉尾势和收势，使大家今天能够基本掌握动作路线及其要领。

健身功效

● ●

掉尾势：通过抬头、翘臀等反弓姿势，可以伸展胸腹前的任脉，挤压刺激背后的督脉；身体躯干反复左右地摇摆，对任督二脉可以起到进一步的梳理作用；双手十指交叉反掌下按，可梳理调和上肢气脉；身体前屈，下肢伸展直立，可使下肢气脉得到梳理调和。此外，这一姿势还可强化腰背肌肉力量，改善脊柱各关节和肌肉的活动功能，并通过伸展上下肢肌肉、肌腱等软组织，改善人体柔韧性、灵活性，提高活动能力。

收势：通过上肢的上抱下引动作，可引气回归于丹田，起到调节全身肌肉、关节的放松作用。

第十二势　掉尾势

步骤一　连续动作

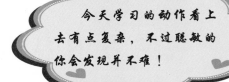

今天学习的动作看上去有点复杂，不过聪敏的你会发现并不难！

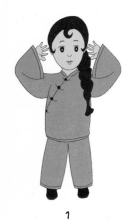

1

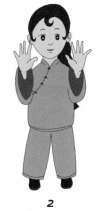

2

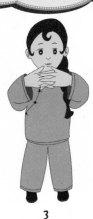

3

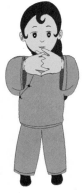

4

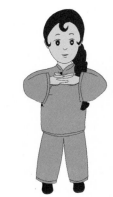

5

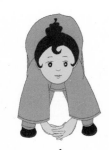

6

健身气功·易筋经七日练

86

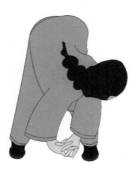

7

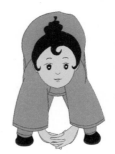

8

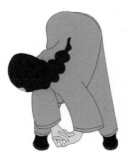

9

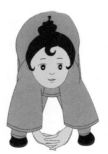

10

步骤二　分解学习

过渡动作

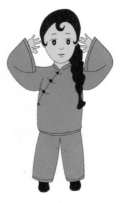

1 接上式。起身直立后，两手猛然拔离开双耳（即拔耳）。

2 手臂自然前伸，掌心向前，指尖向上。

3 转掌心相对，十指交叉相握，掌心向内。

4 屈肘，翻掌前伸，掌心向外。

1

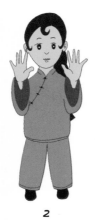

2

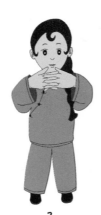

3

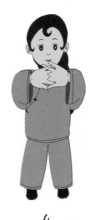

4

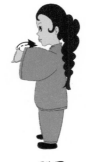

4附图

5 屈肘，转掌心向下内收于胸前。

6 身体前屈塌腰、抬头，两手交叉缓缓下按；目视前方。

7 头向左后转，同时，臀向左前扭动；目视尾闾（尾闾在尾骶骨末节）。

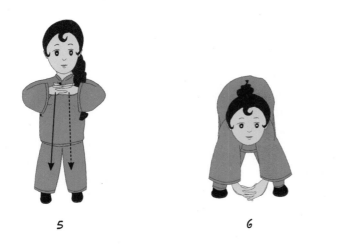

5   6   6附图

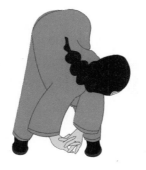

7   7附图

8　两手交叉不动，放松还原至体前屈。

9　头向右后转，同时，臀向右前扭动；目视尾闾。

10　两手交叉不动，放松还原至体前屈。重复7–10动3遍。

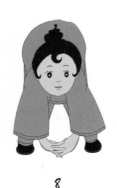
8

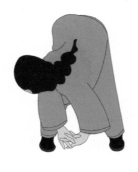
9

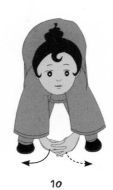
10

- 转头扭臀时，头与臀部做相向运动。
- 高血压、颈椎病患者和年老体弱者，头部动作应小而轻缓。另外，应根据自身情况调整身体前屈和臀部扭动的幅度和次数。
- 配合动作，自然呼吸，意识专一。

动作要点

步骤三　复习并提高

口令提示：头向左后转，臀向左前扭动—放松还原—头向右后转，臀向右前扭动—放松还原。

易犯错误：

- 摇头摆臀，交叉手及重心左右移动。

纠正方法

- 交叉手下按固定不动，同时注意体会同侧肩与髋相合。

步骤四　熟练了吗？注意提到的易犯错误和纠正方法哟。再来5遍，我们就要进行收势的学习喽！

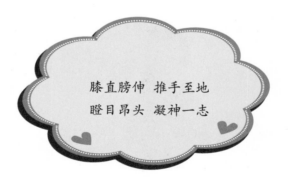

膝直膀伸　推手至地
瞪目昂头　凝神一志

收势

步骤一　连续动作

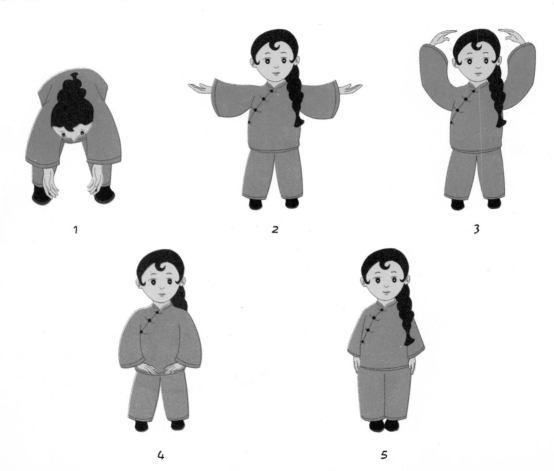

1

2

3

4

5

健身气功·易筋经七日练

步骤二 分解学习

动作路线

1 接上式。两手松开，两臂外旋。

2 上体缓缓直立；同时，两臂伸直外展成侧平举，掌心向上。

3 两臂上举，肘微屈，掌心向下；目视前下方。

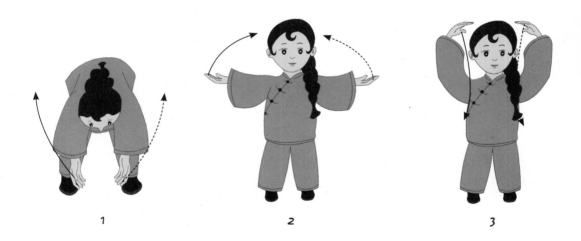

4 松肩，屈肘，两臂内收，两掌经头、面、胸前下引至腹部，掌心向下；目视前下方。

重复1~4动3遍。

5 两臂放松还原，自然垂于体侧；左脚收回，并拢站立；舌抵上腭；目视前方。

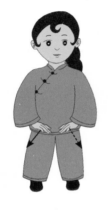

4

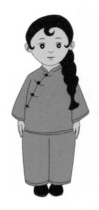

5

• 第一、二次双手下引至腹部以后，意念继续下引，经涌泉穴入地。最后一次则意念随双手下引至腹部稍停。

• 下引时，两臂匀速缓缓下行。

动作要点

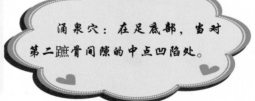

涌泉穴：在足底部，当对第二蹠骨间隙的中点凹陷处。

步骤三　复习与提高

　　口令提示：两手松开—上体缓缓直立—两臂外展—上抱—下引（重复3次）—两臂还原，垂于体侧—左脚收回—并拢站立。

易犯错误
- 两臂上举时仰头上视。

纠正方法
- 头正，目视前下方。

步骤四　　熟练了吗？注意提到的易犯错误和纠正方法哟。再来5遍，易筋经十二势的所有动作就学完啦，要记得复习哦。

步骤五　总复习

　　稍微休息片刻，跟着口令音乐，把今天和前六天所学的动作连接在一起，练习3～5遍，要熟练掌握哦！这样才能把握动作的连贯性！加油……
　　放松：节奏缓慢地轻轻拍打全身1～2分钟。

今天的学习就到这里了，放松一下吧！经过七天的学习，我们的课程到此结束了。感觉还不错吧？要坚持不懈地努力啊！

图书在版编目（CIP）数据

健身气功.易筋经七日练 / 国家体育总局健身气功
管理中心编 . –北京：人民体育出版社，2014
（健身气功科普丛书）
ISBN 978-7-5009-4576-5

Ⅰ.①健…　Ⅱ.①国…　Ⅲ.①气功–健身运动–图解
Ⅳ. R214-64

中国版本图书馆 CIP 数据核字（2013）第 299719 号

*

人民体育出版社出版发行
北京中科印刷有限公司印刷
新 华 书 店 经 销

*

787×1092　16 开本　6.75 印张　105 千字
2014 年 10 月第 1 版　2014 年 10 月第 1 次印刷
印数：1—5,000 册

*

ISBN 978-7-5009-4576-5
定价：18.00 元

社址：北京市东城区体育馆路 8 号 （天坛公园东门）
电话：67151482（发行部）　　　邮编：100061
传真：67151483　　　　　　　　邮购：67118491
网址：www.sportspublish.com
（购买本社图书，如遇有缺损页可与发行部联系）